LETTRE

A M. LE Dr CIVIALE,

Membre de l'Académie royale de médecine, chirurgien de l'hôpital Necker,
Chevalier de la Légion-d'Honneur et de l'Etoile Polaire, etc., etc.,

SUR LA

MALADIE CALCULEUSE

ET SUR LA LITHOTRITIE OU L'ART DE BROYER LA PIERRE.

Par le docteur H. Ledain,

Médecin de l'hôpital civil et militaire de Parthenay, membre et ancien secrétaire
de la Société médicale d'émulation,
correspondant de la Société de médecine de Marseille, etc.

> *Pouvoir explorer est une grande partie de l'art.*
>
> HIPPOCRATE.

PARTHENAY,

CHEZ L'AUTEUR.

Poitiers,

CHEZ TOUS LES LIBRAIRES.

1844.

LETTRE

A MONSIEUR LE DOCTEUR CIVIALE

SUR

LA MALADIE CALCULEUSE ET SUR LA LITHOTRITIE.

LETTRE

A M. LE Dr CIVIALE,

Membre de l'Académie royale de médecine, chirurgien de l'hôpital Necker,
Chevalier de la Légion-d'Honneur et de l'Etoile Polaire, etc., etc.,

SUR LA

MALADIE CALCULEUSE

ET SUR LA LITHOTRITIE OU L'ART DE BROYER LA PIERRE.

Par le docteur H. Ledain,

Médecin de l'hôpital civil et militaire de Parthenay, membre et ancien secrétaire
de la Société médicale d'émulation,
correspondant de la Société de médecine de Marseille, etc.

Pouvoir explorer est une grande partie de l'art.

HIPPOCRATE.

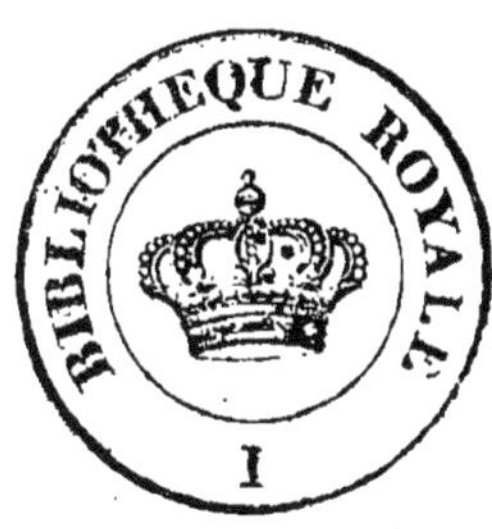

PARTHENAY,

CHEZ L'AUTEUR.

Poitiers,

CHEZ TOUS LES LIBRAIRES.

1844.

AVANT-PROPOS.

Depuis plusieurs années, les maladies des organes génito-urinaires ont été l'objet de prédilection de mes études et de mes recherches. L'importante question du traitement des coarctations organiques de l'urètre, mise au concours en 1835 par la Société de médecine de Marseille, fut l'occasion des premiers travaux que j'entrepris sur cette partie si intéressante de la pathologie. J'avais déjà été frappé, comme la Société de Marseille l'avait été sans doute elle-même, de l'insuffisance et des dangers de la plupart des procédés le plus en vogue contre les rétrécissements urétraux. En couronnant le mémoire que je lui avais adressé, cette savante compagnie donna ainsi son approbation aux moyens curatifs sur lesquels j'avais cru devoir appeler son attention. L'opinion que j'avais émise alors sur ce point était au reste et est encore celle de mon maître et ami, M. le docteur Civiale, dont l'autorité fait loi en pareille matière : cette opinion n'a point été démentie par les faits nouveaux et en grand nombre que ce praticien justement célèbre a observés (1), et que j'ai pu également observer depuis.

(1) Civiale, Traité pratique sur les maladies des organes génito-urinaires; 1re partie, maladie de l'urètre. 2e édition, Paris, 1842.

1

Appuyé sur des faits cliniques recueillis à l'hôpital Necker et dans la pratique civile, j'avais signalé les graves inconvénients de la cautérisation et de quelques procédés employés dans le traitement des coarctations organiques de l'urètre; j'avais démontré les avantages de la dilatation progressive et temporaire, dont on obtient généralement plus de succès que par les autres méthodes.

En suivant la voie dans laquelle m'avait engagé le désir de répondre aux vœux émis par la Société de Marseille, je vis s'élargir devant moi, ainsi qu'il arrive presque toujours chaque fois que l'on veut approfondir un sujet, le cercle d'abord assez rétréci dans lequel m'avaient renfermé les exigences mêmes de la question proposée. Je ne tardai pas en effet à m'apercevoir qu'à l'histoire pathologique des rétrécissements organiques de l'urètre, se rattachait celle de la plupart des affections les plus graves des organes génito-urinaires, dont ceux-là sont fort souvent le point de départ.

J'ai aussi eu de fréquentes occasions de remarquer combien ces affections, en général si redoutables, sont encore aggravées par l'insouciance de beaucoup de malades, et plus encore peut-être par le peu de soins qu'apportent quelques praticiens dans le diagnostic de ces maladies.

J'ai eu pour objet principal, dans l'écrit que je publie aujourd'hui, d'appeler toute l'attention des gens de l'art sur les moyens d'exploration dont la chirurgie s'est enrichie depuis une vingtaine d'années, et qui sont propres à faire reconnaître les maladies des voies urinaires. J'ai dû insister notamment sur la nécessité indispensable du cathétérisme, beaucoup trop négligé, et avec lequel tout praticien doit pourtant être familier, s'il ne veut pas s'exposer à commettre de graves erreurs, aussi préjudiciables à ses malades que nuisibles à sa propre considération. Le cathétérisme est, pour le diagnostic des maladies des organes génito-urinaires, ce qu'est la stéthoscopie pour les maladies de la poitrine : l'emploi de l'un ne doit pas être plus négligé que celui de l'autre.

Les malades eux-mêmes doivent être éclairés sur le danger qu'il y a pour eux à temporiser avec des affections qui s'annoncent par des phénomènes parfois peu graves à leur origine, en apparence du moins, mais qui, sous cette bénignité insidieuse, signalent cependant aux yeux attentifs le début d'une affection redoutable.

L'une des plus graves, la maladie calculeuse, par exemple, peut occasionner des désordres sérieux, sans que le malade soupçonne dans sa vessie la présence d'un corps étranger, grossissant chaque jour, et le conduisant lentement à la mort à travers une série d'accidents non interrompus et de souffrances cruelles. Puissent les avertissements que je donne, et les faits malheureux que je relate, être utiles à quelques-uns !

J'ai essayé enfin de faire connaître le nouveau procédé dont l'humanité est redevable à M. Civiale. En répandant dans la contrée que j'habite le bienfait de cette précieuse découverte, j'aurai la conscience d'avoir été utile à mes concitoyens ; j'aurai aussi celle d'avoir rempli une partie des obligations qui m'étaient imposées, autant par les devoirs de ma profession, que par reconnaissance et par affection pour celui dont j'ai été l'élève, et qui m'a honoré de son amitié.

Parthenay, le 15 novembre 1843.

LETTRE

A MONSIEUR LE DOCTEUR CIVIALE

SUR

LÁ MALADIE CALCULEUSE

ET SUR

LA LITHOTRITIE OU L'ART DE BROYER LA PIERRE.

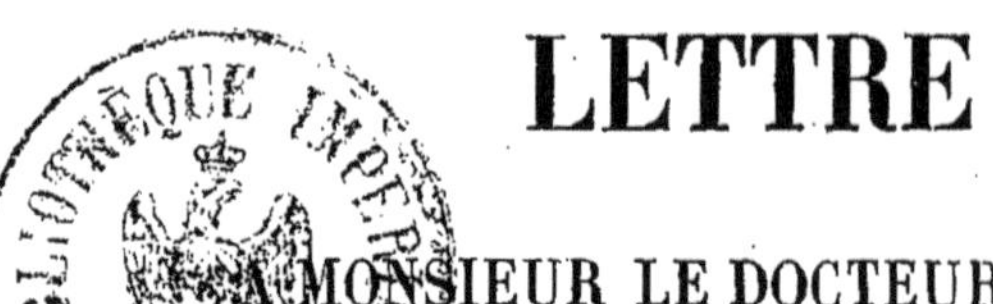

Mon honorable Maître,

Les médecins relégués dans les petites villes de province; éloignés des grands centres de population, où sont si prompts et si faciles les moyens de communications intellectuelles; obligés aussi, autant par nécessité que par devoir, de passer plus de temps sur les chemins que dans leur cabinet ou auprès des malades ; ces prolétaires de la noble science ont bien peu d'heures à consacrer à la lecture et à la méditation. Il leur est souvent difficile de suivre le mouvement scientifique qui se produit loin d'eux. Ce n'est que par ricochet, et en parcourant à la hàte quelques journaux qui leur tombent sous la main, que les médecins de province sont initiés aux grandes découvertes.

Depuis peu de temps, j'exerçais dans ma ville natale la modeste et pénible profession de médecin de campagne, lorsque les journaux de l'époque firent grand bruit en annonçant la révolution qui venait de s'opérer dans le traitement de la maladie calculeuse. Ami sincère du progrès en toutes choses, mais habitué cependant à me tenir en garde contre l'engouement du public pour tout ce qui est nouveau, j'accueillis d'abord, comme plusieurs de mes confrères, avec une certaine défiance, la belle découverte à laquelle l'humanité et la patrie reconnaissantes ont, par l'organe de l'Institut, attaché si honorablement votre nom. Cette prudente hésitation, qui sait s'allier au libre examen sur tout ce qui est du domaine de l'intelligence, diffère essentiellement pourtant de cette immobilité des *bornes*, qui n'est, en réalité, que le cachet de la servitude des idées. Je craignis d'abord, je l'avoue, qu'il n'en fût de la lithotritie comme de tant d'autres procédés opératoires, qu'un jour voit naître et mourir, beaucoup prônés à leur origine, mais dont les succès éphémères, étalés pompeusement dans les gazettes, s'éclipsent au grand jour de l'expérience.

Avant de me former une opinion sur la valeur réelle de la nouvelle méthode, qui n'était encore qu'à son berceau, j'avais donc besoin de la voir grandir, appuyée sur des faits propres à en faire apprécier les avantages ou les inconvénients. Le temps seul pouvait les fournir : je les attendis en suivant avec une anxieuse curiosité, et avec tout l'intérêt qui s'attache aux résultats d'une grande découverte, les discussions que la vôtre souleva. Un procédé que le public accueillait déjà comme devant reléguer dans le domaine de l'histoire la cystotomie et tous ses instruments, ne pouvait manquer, en effet, de provoquer d'importantes questions à résoudre.

Quelques événements me conduisirent à Paris vers cette époque. Un heureux concours de circonstances me mit en rapport avec vous, je m'en félicitai; je pus ainsi, mieux que personne peut-être, suivre les progrès de votre découverte dans sa marche ascendante, et en apprécier tout le mérite, en assistant sur les lieux où elle avait pris naissance, et en prenant part quelquefois moi-même aux luttes qu'elle a eu à soutenir.

Plusieurs ambitions rivales s'agitaient alors sur le terrain que vous aviez découvert, et qu'elles n'avaient fait qu'entrevoir. C'est à qui réclamerait une part plus ou moins large dans l'invention. Les plus modestes voulaient seulement y avoir contribué pour quelque chose ; l'un, par la *vieille nouveauté* du cathétérisme rectiligne, renouvelé des Grecs et des Romains ; l'autre, par la reproduction d'une pince à trois ou plusieurs branches, ou de tout autre instrument décrit et figuré dans les plus vieux auteurs ; ceux-là, plus exigeants, n'aspiraient à rien moins qu'à vous déposséder du fruit de vos travaux. Que de flots d'encre ont coulé à cette occasion ! que de vivacité dans les écrits polémiques suscités par cette question de priorité, fort inutile, en définitive, aux progrès de l'art !

§ Ier. — *Aperçu historique sur la lithotritie ou l'art de broyer la pierre.*

La lithotritie est une invention toute moderne ; elle a pris naissance en France ; elle date à peine d'une vingtaine d'années ; chacun a pu en suivre les progrès, et pourtant des doutes s'élèvent encore dans certains esprits, quand il s'agit de prononcer entre les nombreux prétendants à la priorité de la découverte de cette ingénieuse opération. La vérité a peine à se faire jour à travers la multitude d'écrits de tout genre suscités par les petites passions qui se sont trouvées aux prises dans ce triste débat. Chacun a présenté les documents propres à éclairer l'histoire, sous le jour le plus favorable à ses prétentions, mais en tenant fort peu compte des travaux de ses devanciers, et encore moins de ceux de ses compétiteurs. Tous ont voulu avoir le titre d'*inventeur*, et tous, en réalité, n'ont été qu'imitateurs d'essais, de procédés déjà tentés à diverses époques pour la destruction mécanique des calculs. Un seul est parvenu, en réunissant tous ces éléments épars, et qui pouvaient ainsi constituer un procédé régulier, à réaliser une opération que personne n'avait pratiquée avant lui. C'est en ce sens que, suivant moi, vous devez être regardé comme le véritable inventeur de la lithotritie. Votre part de gloire est belle.

Tout à fait désintéressé dans ce débat, j'ai cherché la vérité de bonne foi, en m'entourant de tous les documents écrits que j'ai pu recueillir, pendant plusieurs années consacrées près de vous à l'étude longue et difficile des maladies des organes génito-urinaires.

Tant que la lithotritie demeura confinée dans les amphi-théâtres, seuls témoins de ses premiers essais; tant qu'elle se contenta de vivre dans l'obscurité où la retinrent pendant longtemps les méditations silencieuses et les travaux anatomiques de ceux qui s'en occupaient; tant qu'elle ne fut signalée à l'attention publique par aucune opération sur le vivant, on la laissa paisiblement poursuivre ses projets de réforme dans le traitement de l'affection calculeuse. On envisagea sans crainte comme sans envie des tentatives dans lesquelles avaient échoué des hommes du premier mérite. On s'était tellement habitué à regarder comme une chimère le broiement de la pierre dans la vessie, que peu de personnes songeaient à la possibilité de cette opération. Mais lorsque les premiers essais sur l'homme vivant eurent constaté la destruction des calculs par des moyens mécaniques, sans aucune incision et en parcourant les voies naturelles; quand on vit ces essais réaliser les espérances de ceux que n'avaient pas rebutés de pénibles travaux et de longues expériences, c'est alors que l'on vit aussi surgir des passions diverses. La lithotritie, dont on s'occupait fort peu, fit bruit dans le monde. Les uns, les malades surtout, l'accueillirent avec enthousiasme, et lui demandèrent plus qu'elle ne pouvait promettre. D'autres (et ce furent surtout des gens de l'art, dont elle contrariait la position et les intérêts) l'attaquèrent avec violence; quelques-uns eurent même recours à des moyens peu honorables pour la faire succomber sous le poids de la réprobation (1).

Il est à remarquer que ce fut lorsque l'attention avait déjà été appelée sur la destruction mécanique des calculs, par suite des premiers essais entrepris en France, il y a une vingtaine d'années, que l'on se mit à secouer la poussière des bibliothèques et à compulser les vieux auteurs. On fut tout surpris, en les interrogeant, d'y trouver les renseignements les plus précieux, et même des figures d'instruments qui ont la plus grande analogie avec ceux de la lithotritie.

L'on a fini ainsi, pour se disputer, par où l'on aurait pu commencer pour se mettre d'accord, en rendant à nos devanciers ce qui leur était dû.

L'idée de broyer la pierre dans la vessie est en effet fort ancienne. Les écrits des médecins qui nous ont précédés en font foi; ils témoignent qu'à diverses époques on a essayé des moyens mécaniques pour guérir les calculeux sans opération sanglante. Ces tentatives ne furent sans doute pas heureuses; les appareils dont on se servait étaient défectueux; mais ils réunissaient déjà des éléments dont on a tiré parti plus tard.

En définitive, les faits sur lesquels repose l'application de la lithotritie peuvent se réduire à quatre points principaux parfaitement connus de nos devanciers : 1° le diamètre et la dilatabilité de l'urètre (2); 2° la direction de ce conduit et l'emploi des sondes droites (3); 3° les procédés pour saisir

____

(1) Comme *Collot*, à qui un chirurgien ne pardonna jamais de l'avoir guéri, un chirurgien célèbre de notre époque fut à peine reconnaissant du service que vous lui aviez rendu par la lithotritie; il a emporté depuis dans la tombe le secret de ses rancunes.

(2) *Prosper Alpin.*

(3) *Albucasis, André de Lacroix, Ambroise Paré, Rameau, Lieutaud, Thomassin, Santarelli, Lassus, Montagut, Gruithuisen.*

la pierre dans la vessie (1) ; 4° les instruments pour réduire la pierre en fragments (2).

Il est également digne de remarque que tous les essais entrepris dans ces derniers temps pour la destruction des calculs vésicaux, ont eu d'abord pour objet d'agir sur eux par des réactifs chimiques ; il fallait bien, pour cela, s'en procurer des détritus, des fragments, en les perforant. C'est cette idée qui a dirigé M. *Gruithuisen*, M. *Leroy* (*d'Etiolles*), et qui vous avait également préoccupé dans le principe. Vous n'y avez renoncé qu'après vous être convaincu de l'impossibilité d'isoler le corps étranger de manière à mettre la vessie complétement à l'abri des agents chimiques destinés à le dissoudre. Mais, mieux inspiré que vos émules, qui s'obstinaient à marcher dans cette voie, vous ne tardâtes pas à comprendre que, tout en renonçant à votre premier projet, il était possible d'arriver à des résultats plus satisfaisants, en opérant la destruction mécanique, le broiement des calculs, à l'aide des divers moyens déjà connus, et qu'il ne s'agissait que de coordonner et de perfectionner. C'est ce que vous avez fait, et la lithotritie fut découverte. C'est ainsi, au reste, que procède l'esprit humain dans le mouvement progressif des sciences, des arts et des institutions sociales ; un pas fait en avant, dans la voie de la vérité et des inventions utiles, en amène un second, puis un troisième, jusqu'à ce qu'un homme de génie, riche des trésors de plusieurs siècles, ajoute la dernière pierre à l'édifice que n'avaient pu achever ses devanciers, et atteint ainsi le but auquel aspirait l'humanité.

L'invention de la lithotritie a réalisé l'un des plus notables progrès de la chirurgie contemporaine. Il y a à peine vingt ans, l'art n'avait à offrir aux calculeux, pour les débar-

(1) *André de Lacroix, Fabrice de Hilden, Daniel Episcope, Sanctorius, Alphonse Ferri*, etc.

(2) *Ammon d'Alexandrie, Albucasis, Franco, Amb. Paré, Fischer, Alexander Benedictus, Gruithuisen.*

rasser de leurs souffrances, qu'une opération redoutable.
La cystotomie, malgré les perfectionnements apportés à ses
divers procédés par le concours de toutes les intelligences
chirurgicales de plusieurs siècles, n'avait pas ou presque
point diminué les chances de mortalité inséparables de cette
méthode. C'est au milieu des efforts entrepris de tous côtés
pour en diminuer les dangers, que fermentait l'idée du
broiement de la pierre. La possibilité de cette opération était,
ainsi que je l'ai déjà dit, considérée par les meilleurs esprits
comme une chimère et comme le rêve des gens de bien. Le
savant *Percy*, à qui rien de ce qui intéressait l'art et l'humanité n'était étranger, *Percy* partagea pendant longtemps
l'opinion commune ; il vous raillait même, si j'ai bonne mémoire, en vous demandant, chaque fois qu'il vous rencontrait :
« *Comment va la chimère?* » Vous répondîtes un beau jour
en portant la *chimère* à l'Institut. Et, chose remarquable !
Percy lui-même, mais homme de progrès et de science pro-
fonde, fut le promoteur de la lithotritie. En homme de génie,
il comprit le brillant avenir réservé à votre admirable procédé. Tout le monde connaît le rapport qu'il fit, à cette occasion, à l'Académie des sciences, en 1824 ; travail aussi remarquable par l'érudition choisie qui y règne, que par le
style gracieux et piquant qui en assaisonne les détails. L'élo-
quent rapporteur proclamait dès lors, devant le premier
corps savant de France, la méthode nouvelle proposée par
vous, « glorieuse pour la chirurgie française, honorable
» pour son auteur, et consolante pour l'humanité (1). »

Depuis cette époque mémorable dans les fastes de l'art, la
lithotritie a pris rang parmi les opérations de la chirurgie ; et,
si d'injustes prétentions ont été soulevées relativement à la
priorité de la découverte dont l'Institut vous a déclaré l'au-

______

(1) *V.* rapport fait à l'Académie royale des sciences, par MM. *Chaussier* et
Percy, sur le nouveau moyen du docteur *Civiale* pour détruire la pierre
dans la vessie sans l'opération de la taille. (22 mars 1824.)

teur, personne, que je sache, n'a pourtant osé vous contester le mérite d'avoir exécuté le premier, sur l'homme vivant, le broiement de la pierre dans la vessie. Les avantages de votre procédé, sanctionnés par un grand nombre de guérisons effectuées tant en France qu'à l'étranger, ne peuvent plus être aujourd'hui contestés que par des esprits prévenus contre toute espèce d'innovations et de progrès.

§ II. — *De la dissolution des calculs urinaires.*

Ce n'est pas sans surprise que j'ai lu naguère dans un ouvrage, recommandable d'ailleurs par des aperçus ingénieux et des travaux utiles sur les maladies des reins, le passage suivant : « Les premiers succès de la lithotritie avaient fait » abandonner toutes les tentatives de dissolution ; mais de- » puis qu'on a vu que les suites de cette méthode n'étaient » guère moins à redouter que celles de la taille, l'attention » s'est de nouveau portée sur les moyens de dissoudre les » calculs urinaires (1). »

Cette assertion hasardée repose sur une erreur qui a sa source dans l'examen peu réfléchi des circonstances dans lesquelles beaucoup d'opérations de lithotritie ont été pratiquées. L'auteur que je viens de citer ne croit sans doute pas plus que vous et moi que la lithotritie puisse être indistinctement appliquée à tous les cas de calculs vésicaux, quels que soient les désordres occasionnés par leur séjour prolongé dans la vessie, quel que soit leur volume extraordinaire, quel que soit enfin l'état général du malade. Non, la méthode nouvelle n'est pas applicable à tous les calculeux ; et c'est pour n'avoir pas toujours tenu compte des circonstances qui devaient la faire rejeter dans certains cas ; c'est pour avoir indistincte-

(1) Bouchardat, *Annuaire de thérapeutique*, 1842, pag. 200.

ment opéré par la lithotritie tous les malades atteints de la pierre qui se sont présentés à eux, que des chirurgiens, d'ailleurs estimables, ont eu à enregistrer de tristes mécomptes ; ils les auraient évités, s'ils avaient mieux apprécié les conditions propres à contre-indiquer leurs téméraires tentatives.

Votre procédé, je m'en suis maintes fois convaincu avec vous, mon honorable maître, exige des conditions hors desquelles il peut avoir en effet des suites fâcheuses ; mais en le renfermant dans les justes limites d'une application raisonnée, ainsi que je vous l'ai constamment vu pratiquer, on ne peut en obtenir que des résultats satisfaisants ; les suites alors sont bien loin d'être aussi redoutables que celles de la taille, comme le prétend M. *Bouchardat*. La lithotritie, telle que l'ont faite vingt ans d'expérience, est un moyen précieux dont s'est enrichi le traitement de l'affection calculeuse, et dont le bon emploi est laissé au discernement et à la sagacité du chirurgien.

Malgré l'innocuité de votre méthode resserrée dans ses justes bornes, il serait certes à désirer qu'on pût voir se réaliser les espérances que paraissent avoir conçues certains chimistes, au sujet des essais entrepris depuis bien longtemps pour opérer la dissolution des calculs urinaires. Mais toutes les tentatives dirigées vers ce but, soit à l'aide de substances ingérées dans l'estomac, soit par des agents chimiques portés directement dans la vessie, sont, jusqu'à présent, demeurées sans résultat ; je n'en excepte pas le suc gastrique, dont les gazettes ont fait grand bruit, il y a quelques mois, et qui n'est, en définitive, lui-même, qu'un *remède nouveau déjà vieux autrefois,* une de ces nouveautés dont on gratifie tous les jours les gobe-mouches de la presse quotidienne.

Tous les remèdes de ce genre, adressés à la trop confiante crédulité de certains malades peu éclairés, ont le grave inconvénient d'entretenir leurs illusions sur la possibilité de se guérir autrement que par une opération ; en les maintenant dans une fausse sécurité, ces remèdes leur font perdre ainsi un temps précieux, et leur font négliger le seul, le véritable moyen de les délivrer de leur pierre. Les personnes qui croient à l'efficacité des prétendus dissolvants, ou sont dupes de faits controuvés, mal observés ou mal interprétés, ou bien abusent étrangement de la confiance publique, qu'ils exploitent dans des vues tout-à-fait en dehors de la science. On ne peut pas avoir d'autre opinion à cet égard, dans l'état actuel de nos connaissances.

Tous ceux qui se sont sérieusement occupés de cet important sujet n'ont, en général, pas tenu assez compte de la composition fort complexe des concrétions urinaires. Ils ont, dans leurs essais, raisonné et agi comme si les calculs étaient identiques dans leur agrégation ; tandis que, au contraire, il n'y a peut-être pas d'exemple d'une pierre offrant la même substance dans sa structure. Ces corps étrangers ne sont, en général, qu'un composé fort compliqué d'éléments différents ; aussi, quand on dit qu'un calcul est formé d'acide urique, ou de phosphate de chaux, ou d'oxalate calcaire, etc..., il faut entendre seulement, par là, qu'en effet l'oxalate calcaire, ou le phosphate de chaux, ou l'acide urique, etc..., domine dans ce calcul ; car, si on le soumet à un examen rigoureux, l'analyse y décèlera un grand nombre de matériaux qui lui semblaient d'abord étrangers. C'est ainsi qu'un calcul dont la partie centrale (le noyau) ne sera formée que d'acide urique pur, offrira ensuite une couche d'urate d'ammoniaque, ou de phosphate de chaux, ou de phosphate ammoniaco-magnésien ; puis on verra reparaître une nouvelle zone d'acide urique plus ou moins pur, ou bien l'oxalate de chaux, etc.; et la dernière couche présentera presque constamment un composé phosphatique, surtout si la vessie a déjà subi de notables altérations, ainsi que je l'ai fréquemment observé avec vous.

Il est facile de comprendre qu'en présence d'une composition aussi complexe et aussi variable que l'est celle des concrétions urinaires, les agents chimiques dissolvants, quelle que soit leur nature, et quelle que soit aussi la voie adoptée pour leur administration, fût-ce même celle de l'injection vésicale, qui est la plus rationnelle, les dissolvants, dis-je, doivent être impuissants, et ce qui est beaucoup plus grave, augmenter souvent le mal au lieu de le diminuer, en transformant un dépôt calculeux en un dépôt lithique d'un autre genre; c'est, au reste, ce que plusieurs exemples ont déjà démontré. On a même vu des calculs présenter ainsi des substances qu'on ne rencontre pas ordinairement dans ces sortes de composés.

Il est clair aussi que tout liquide acide ou alcalin injecté dans la vessie, et assez puissant pour agir sur la pierre et la dissoudre, offensera inévitablement la vessie elle-même : j'admets encore que l'on ne se soit pas trompé sur la nature convenable du réactif, eu égard à la composition du calcul.

Voilà, ce me semble, ce qu'auraient dû prévoir tous ceux qui ont fait, dans des vues honorables sans doute, une fausse application des connaissances chimiques à la thérapeutique de la maladie calculeuse. Cette application n'est guère plus heureuse dans beaucoup d'autres circonstances, où nos modernes chimistes-médecins, envisageant l'estomac et la vessie comme une cornue, croient pouvoir impunément y ingérer leurs réactifs. Tout ne se passe pas pourtant, dans l'économie vivante, comme dans une éprouvette.

J'ai déjà fait remarquer que la lithotritie devait son origine aux essais entrepris dans le but de parvenir à dissoudre les calculs dans la vessie, et que telle avait été la direction donnée d'abord à vos travaux. Il en est résulté un procédé beaucoup plus sûr de destruction de la pierre.

§ III. — *Du diagnostic de la maladie calculeuse. — Du cathétérisme et de l'emploi des instruments lithotriteurs dans
l'exploration des organes génito-urinaires. — Observations.*

Votre ingénieuse méthode n'a pas seulement procuré aux
calculeux les avantages d'un traitement sans danger pour
eux ; elle a aussi apporté plus de certitude et de précision
dans l'exploration des organes génito-urinaires. La pratique
de la lithotritie a en outre conduit à une étude plus appro-
fondie des maladies de ces organes, en permettant d'apprécier, mieux qu'on ne l'avait fait jusqu'alors, divers états
morbides dont les signes rationnels ont plus ou moins d'analogie avec ceux de l'affection calculeuse. La pince *litholabe*
pouvait seule permettre de préciser l'existence, le siége, le
nombre, le volume de ces fongosités que l'on rencontre parfois au col de la vessie, et qui occasionnent, dans l'excrétion
de l'urine, des phénomènes pathologiques ne cédant qu'à
l'extraction de ces végétations anormales : la pince à trois
branches offre un moyen de les saisir sans danger. Il en est
de même des calculs prostatiques, etc. J'ai encore présentes à
la mémoire plusieurs belles opérations de ce genre que je
vous ai vu faire.

On a dit, écrit, et j'entends répéter que des malades peuvent garder pendant plusieurs années des calculs volumineux
dans leur vessie, sans être incommodés par la présence de
pareils hôtes ; on cite même, à ce sujet, des faits vraiment
incroyables : pas plus que moi, vous n'êtes, je pense, disposé
à les admettre. Il suffit d'avoir observé des calculeux, d'avoir
été témoin de leurs souffrances, d'avoir remarqué le trouble
que présente constamment l'excrétion de l'urine chez ces malades ; il suffit enfin de réfléchir sur le mécanisme physiolo-
gique de cette importante fonction, ainsi que sur la nature
et les sympathies des organes chargés de son accomplisse-

ment, pour douter au moins de l'exactitude des faits que l'on rapporte. Un calcul vésical, quelque médiocre que soit son volume (ce ne sont pas toujours les plus gros qui font le plus souffrir), décèle constamment sa présence par quelques phénomènes insolites, par un trouble notable dans l'émission de l'urine. Que ces symptômes soient attribués d'abord, souvent même pendant assez longtemps, à toute autre cause, on a chaque jour des exemples de ce genre; mais cela prouve seulement ou que les malades se sont peu inquiétés d'accidents qui, dans le principe, leur présentaient peu de gravité en ne leur occasionnant qu'une incommodité passagère, aggravée par la fatigue et calmée par le repos, ou bien que les gens de l'art auxquels ils ont pu s'adresser ont eux-mêmes porté peu d'attention à des phénomènes peu graves en apparence, et se sont ainsi abstenus d'explorer la vessie. Cette négligence de la part de quelques médecins est préjudiciable à beaucoup de calculeux, ainsi que j'ai pu m'en convaincre maintes fois, depuis que je m'occupe plus particulièrement des maladies des organes génito-urinaires.

Iʳᵉ Observation. M. G..., ancien juge de paix, âgé de 76 ans, d'une constitution forte, mais épuisée par les souffrances auxquelles il était en proie depuis plusieurs années, me fit appeler à sa maison de campagne, le 16 juillet 1840. Les fonctions des organes urinaires étaient notablement lésées. M. G.... habitait pendant une grande partie de l'année la ville de N..., où il s'était confié, depuis longtemps, aux soins et aux avis d'un praticien qui s'était borné à lui prescrire des moyens généraux à peu près insignifiants ; des tisanes diurétiques avaient surtout été mises en usage. Ce malade n'avait jamais été sondé ; on ne lui avait même pas proposé de pratiquer cette opération, afin de s'assurer de la vraie cause de son mal, que l'on paraissait avoir considéré comme une affection catarrhale

2

de la vessie, vu que les urines déposaient chaque jour d'abondantes mucosités purulentes.

Lorsque je vis M. G....., il ne pouvait marcher sans
éprouver des douleurs vives au bout du gland ; le même
phénomène se reproduisait lorsqu'il allait en voiture : depuis
longtemps il avait été obligé de renoncer à l'exercice du
cheval. Il avait fréquemment uriné du sang ; il urinait fort
souvent et avec les plus grandes difficultés. Je soupçonnai
que tous les accidents éprouvés par ce malade étaient occasionnés par la présence d'un corps étranger dans la vessie ;
je ne pouvais cependant en acquérir la certitude que par le
cathétérisme.

M. G..... se soumit sans hésiter à une exploration, que je
fis en prenant tous les ménagements commandés par l'état
général peu satisfaisant dans lequel il se trouvait. J'avais
quelques raisons pour m'assurer d'abord de l'état de l'urètre.
En y introduisant une bougie de cire n° 4, elle rencontra un
obstacle qu'elle ne put franchir à la courbure du canal, qui
était le siége d'un rétrécissement, et qui me parut d'une irri-
tabilité excessive.

Je jugeai prudent de ne pas poursuivre plus loin cette première exploration, ne pouvant rester auprès de M. G..., qui
demeurait à trois lieues de chez moi. Son état exigeant d'ailleurs des soins journaliers et assidus, je l'engageai donc à
se rendre à Parthenay, où je m'occuperais d'abord de son
rétrécissement, et plus tard de l'exploration de sa vessie,
qui devait, selon moi, renfermer un calcul.

Le malade parut adopter cet avis, qu'il ne suivit pas cependant. Il se rendit peu de temps après à N..., où il mourut
au mois d'avril suivant, sans avoir été sondé, et n'ayant été
soumis qu'à l'usage des moyens insignifiants dont il a été
question plus haut.

M. G... fut ouvert après sa mort. J'ai appris, par l'un des

médecins qui avaient fait l'autopsie, que l'on avait trouvé dans la vessie une pierre du volume d'un œuf de poule.

On rencontre aussi bon nombre de calculeux qui aiment à se faire illusion sur la vraie nature de leur maladie; ils redoutent en outre le cathétérisme, et ils s'y soumettent le plus tard possible; tout ce qui est opération est pour eux un sujet d'effroi.

II⁰ OBSERVATION. J'ai été consulté, au mois d'août dernier, par une dame septuagénaire qui, depuis plusieurs années, ressentait des douleurs dans la région rénale droite; à la suite d'une rétention d'urine et de douleurs vives pour expulser ce liquide, elle avait tout à coup rendu une grande quantité de matière calculeuse, ressemblant à des débris de lithotritie. A partir de ce moment, elle s'était trouvée soulagée. J'insistai néanmoins auprès de cette dame pour explorer la vessie; mais ce fut en vain; elle s'y refusa, prétendant qu'elle n'avait pas la pierre, puisqu'elle avait rendu celles qu'elle avait. Je ne l'ai pas revue depuis cette époque; il est possible, en effet, que la vessie se soit débarrassée de tous les calculs qu'elle renfermait. J'ai su néanmoins, par quelques personnes de sa famille, que Mme F..... n'avait pas complétement cessé de souffrir, et qu'elle éprouvait encore de fréquents besoins d'uriner.

III⁰ OBSERVATION. Un ancien avocat septuagénaire me consulta aussi, il y a quelques années, pendant un voyage que je fis à Parthenay. J'attribuai divers symptômes, qu'il présentait du côté des organes urinaires, à l'existence d'un corps étranger dans la vessie. Je ne pouvais cependant en acquérir la certitude que par le cathétérisme, auquel le malade refusa de se soumettre. Il voulait seulement que je lui indiquasse un remède pour le faire uriner plus aisément. Depuis cette époque, déjà éloignée, M. H..... n'a pas cessé de souffrir; les accidents qu'il éprouvait se sont aggravés; et, d'après quelques renseignements qui me sont parvenus, j'ai tout lieu de penser qu'il a la pierre.

Indépendamment de la répugnance qu'ont la plupart des malades pour tout ce qui est instrument, le juste effroi qu'inspirait aux calculeux l'opération de la taille, n'a pas peu contribué à les éloigner du cathétérisme. Lorsque la cystotomie était naguère la seule ressource qui leur fût réservée, ils reculaient devant tout moyen propre à leur donner la certitude qu'ils avaient la pierre. La même disposition d'esprit se rencontre encore aujourd'hui chez ceux qui ne se font pas une juste idée de la nouvelle méthode.

Les malades aiment en général à se persuader qu'ils n'ont pas la pierre ; on ne saurait croire jusqu'à quel point ils se laissent dominer par cette illusion, qu'ils caressent, pendant de longues années, avec une résignation de souffrances vraiment extraordinaire. Ils repoussent loin d'eux tous les avis des gens sensés qui les approchent, et qui les invitent à prendre conseil des gens de l'art. Ce n'est qu'à la dernière extrémité, vaincus par des douleurs intolérables, et lorsque le mal a fait des progrès auxquels il est souvent alors impossible de remédier, que les calculeux se décident à implorer les secours de la chirurgie.

M. Richard, ex-maire d'Exoudun, m'écrivait, le 4 octobre dernier : « Je désirerais vivement vous consulter sur
» une maladie chronique de la vessie et des intestins, dont
» je suis affecté depuis plus de quinze ans, et qui semble
» s'accroître avec l'âge (69 ans). Il n'y a point de corps
» étranger dans la vessie, du moins j'en suis persuadé ;
» mais je souffre cruellement des vents, et je ne vais à la selle
» qu'à force de lavements. Le sommeil laisse aussi beaucoup
» à désirer, et je suis obligé le plus souvent de quitter le
» lit pour le foyer, par le défaut continuel d'écoulement con-
» venable des urines. Je ne puis faire qu'un repas par jour,

» quoique je ne souffre ni de l'estomac ni de la poitrine, et
» que je n'éprouve aucune douleur rhumatismale. Venez me
» voir au plus tôt, etc. »

Peu de jours après, je me transportai auprès de M. Richard, et je m'assurai par le cathétérisme ordinaire que sa vessie renfermait une carrière. Il était dans un état de marasme effrayant. Il est mort un mois après. J'aurai occasion de revenir sur cette observation, dont je compléterai les détails, qui méritent de fixer l'attention.

Les malades croient, en général, que le cathétérisme est une opération beaucoup plus douloureuse qu'elle n'est en réalité, lorsqu'elle est pratiquée par une main exercée. La précaution la plus essentielle à observer, est d'agir avec beaucoup de lenteur, afin d'épargner au malade, que l'on sonde pour la première fois, des souffrances qu'occasionne toujours, en pareil cas, la précipitation apportée par quelques chirurgiens qui, en agissant ainsi, croient faire preuve d'habileté. L'essentiel cependant n'est pas d'arriver vite dans la vessie, mais d'y faire pénétrer les instruments sans produire des douleurs auxquelles il est possible de soustraire le malade : on est toujours assez adroit quand on atteint ce double but. Une autre considération doit encore engager le chirurgien à agir de la sorte : en procédant avec lenteur, les sensations que lui transmet la sonde sont plus nettes et plus précises, et l'exploration à laquelle il se livre lui procure ainsi plus de certitude. C'est, au reste, d'après ces règles, aussi sages que sûres, que je vous ai vu constamment pratiquer le cathétérisme, joignant ainsi l'exemple au précepte.

Il arrive aussi assez fréquemment que le cathétérisme explorateur, exécuté par un chirurgien peu habitué au manuel de cette opération et aux sensations qu'elle doit lui rapporter, n'a pour résultat que de laisser le malade, et le chirurgien lui-même, dans une trompeuse sécurité sur la véritable nature de l'affection qu'il s'agit de reconnaître.

Comme l'un des principaux phénomènes occasionnés par la présence d'un corps étranger dans la vessie consiste dans des difficultés plus ou moins grandes d'uriner, c'est à ce symptôme seul que l'on s'arrête ; on a recours alors à une foule de tisanes et de remèdes diurétiques toujours insuffisants, dangereux parfois, et constamment préjudiciables, en ce sens qu'ils font perdre un temps précieux, pendant lequel la pierre acquiert plus de volume, et détermine par sa présence prolongée des lésions organiques graves, et souvent incurables.

Les circonstances que je viens de signaler se rapportent à bon nombre de calculeux que j'ai pu observer et interroger dans ma pratique et dans les hôpitaux ; c'est le cas dans lequel s'est trouvé M. Richard, d'Exoudun, dont il a été déjà question. Ce malade avait été sondé, il y a quelques années, par deux médecins d'une ville voisine, jouissant l'un et l'autre d'une réputation méritée ; ils ne trouvèrent pas de calcul dans la vessie. Ils attribuèrent les symptômes qu'ils observèrent à une *affection rhumatismale* de ce viscère; ils prescrivirent un traitement en conséquence. J'ai cependant constaté que ce malade avait plusieurs pierres, dont la présence avait déterminé des désordres locaux et généraux auxquels le malade devait succomber.

Une pierre peut échapper à une première investigation. Le chirurgien qui, dans ce cas, se fie au résultat d'une seule recherche pour arrêter sans appel son diagnostic, expose le malade aux conséquences fâcheuses qu'a subies M. Richard. On ne saurait donc donner trop d'attention aux explorations du genre de celles dont nous parlons. Si le malade offre des signes rationnels de la présence d'un corps étranger dans la vessie, il convient de le sonder, non pas une fois, mais plusieurs fois, à des intervalles plus ou moins éloignés, quand bien même les premières explorations auraient fourni un résultat négatif. C'est ce qui m'est arrivé dernièrement avec un.

négociant de Cholet, auprès duquel j'avais été appelé avec mon collègue à l'hôpital, M. le docteur Albert.

IVe Observation. M. M... éprouvait, depuis quelques mois, un dérangement dans les fonctions de la vessie; parmi les symptômes qu'il signalait, quelques-uns pouvaient raisonnablement faire croire à la présence d'un corps étranger dans ce viscère. Je pratiquai le cathétérisme ordinaire; mais les plus minutieuses recherches furent négatives. Je me gardai bien néanmoins de rassurer complétement ce malade sur la crainte qu'il avait d'avoir la pierre; je l'engageai, au contraire, à se soumettre à une nouvelle exploration, si, après l'usage de quelques moyens généraux que je crus devoir prescrire, il continuait d'éprouver les mêmes accidents.

On doit, en pareil cas, n'omettre aucune des précautions propres à favoriser la rencontre du corps étranger. Indépendamment de l'élévation du bassin, qu'il ne faut jamais négliger, et du changement de position du malade, que l'on fait pencher à droite ou à gauche, il est encore un autre moyen que vous avez indiqué, et auquel j'ai constamment recours : il consiste à injecter dans la vessie une certaine quantité d'eau froide qu'on laisse échapper lentement pendant l'exploration. On conçoit que les contractions de cet organe, vivement stimulé par l'impression insolite du froid, ayant pour effet la forte expulsion du liquide, entraînent en même temps le corps étranger vers le col de la vessie; le bec de la sonde ne peut guère manquer de l'y rencontrer, surtout si le calcul est libre, et s'il obéit aux mouvements de la vessie dont les parois le pressent en tous sens.

Si la pierre est enchatonnée ou enkystée, les fortes contractions de ce viscère ont encore pour effet de rapprocher de l'extrémité de l'instrument explorateur le corps étranger adhérent à un point plus ou moins éloigné du col vésical. Ce cas est néanmoins assez rare. La lithotritie est alors d'une application fort difficile, ou impossible ; la taille elle-même serait, sinon tout à fait impuissante, au moins fort dangereuse. Je ne pense pas qu'un chirurgien prudent voulût s'exposer à arracher une partie des parois de la vessie pour en extraire un calcul qui s'y trouverait implanté.

Il peut arriver aussi qu'une pierre que l'on avait rencontrée facilement, lors d'une première exploration, ne soit pas trouvée dans une seconde, et qu'on la reconnaisse de nouveau dans une autre recherche. Cette circonstance peut tenir à une disposition anormale et morbide de certaines vessies dont les parois présentent des cellules, des espèces de sacs, dans lesquels des calculs, même assez gros, peuvent se loger momentanément, et échapper ainsi aux investigations. Ces cas, quoique peu communs, doivent fixer l'attention, et ne pas être perdus de vue par le praticien appelé à constater l'existence d'un corps étranger dans le réservoir de l'urine.

Pour explorer convenablement ce viscère, il faut toujours préférer une sonde à petite courbure, qui permet de porter l'extrémité de l'instrument, avec plus de facilité, derrière la prostate, et d'y rencontrer des calculs logés dans une dépression que présente assez souvent la vessie en cet endroit. Malgré la forme plus avantageuse donnée aujourd'hui aux sondes, cet instrument est parfois insuffisant pour faire nettement apprécier l'existence de la pierre, surtout si elle est fort petite. Dans les cas douteux, le lithoclaste, et mieux encore le trilabe, sont employés avec le plus grand avantage.

En observant toutes les précautions que je viens d'indiquer, et quelques autres sur lesquelles je crois inutile de m'appesantir ici, il m'est arrivé de constater la présence de pierres vésicales qui, malgré leur volume assez considérable, avaient échappé cependant aux recherches de praticiens recommandables. Vous vous rappelez peut-être, mon honorable maître, que , pendant un voyage que vous fîtes à Florence, en 1836, pour y opérer le prince Corsini, un malade, habitant l'une des villes les plus importantes des départements de l'Ouest, vint à Paris. Je le vis, pendant votre absence ; sa vessie avait été explorée trois fois, dans l'espace de six mois, par un chirurgien d'un mérite distingué; elle renfermait un calcul de vingt-trois lignes de diamètre, qui n'avait cependant pas été reconnu.

En présence de ce fait, et de beaucoup d'autres du même genre, que nous avons vus l'un et l'autre se reproduire, tant en ville qu'à l'hôpital Necker, lorsque je vous assistais dans vos opérations, combien ne doit-on pas être circonspect avant de se prononcer d'une manière absolue sur l'absence d'un corps étranger dans la vessie !

Je me rappelle, à cette occasion, qu'un jeune homme, couché dans la salle de votre service, à l'hôpital Necker, y était arrivé après avoir subi plusieurs explorations dans un autre hôpital de la capitale ; elles n'avaient pas fait reconnaître de pierres dans la vessie. Ce malade présentait divers symptômes propres à la présence d'un corps étranger dans ce viscère. Le cathétérisme ordinaire, plusieurs fois répété, ne vous ayant pas fait rencontrer de pierre, vous eûtes recours au litholabe à trois branches, avec lequel vous ne fûtes pas plus heureux. Après des explorations aussi nombreuses et aussi minutieuses, entourées de toutes les précautions que vous y apportez ordinairement, il était certes permis de penser que le malade n'avait pas de corps étranger dans sa vessie ; aussi vous vous disposiez à le renvoyer, lorsque, avant son départ, vous eûtes la prudence de faire une nouvelle recherche avec le litholabe.; cette fois l'instrument rencontra et saisit un petit calcul qui fut écrasé aussitôt. Le malade sortit guéri peu de jours après.

Envisagé seulement comme instrument explorateur, le litholabe à trois branches a une grande supériorité sur la sonde ordinaire. Les mouvements variés que le chirurgien peut imprimer à ses branches développées dans la vessie, l'écartement plus ou moins considérable qu'il est maître de leur donner, l'action de va et vient du perforateur, action qui permet de s'assurer à chaque instant de la présence du calcul entre les branches de la pince, sont autant de conditions réunies qui rendent cet instrument d'un usage précieux pour les explorations de la vessie. Il faut convenir cependant que, pour être employé avec sécurité, il exige une longue habitude. Le grand nombre de pièces qui compliquent son mécanisme, fort ingénieux du reste, a beaucoup contribué à en restreindre l'usage. Peu de praticiens savent, mon honorable maître, utiliser comme vous cet instrument, dangereux dans des mains moins exercées que les vôtres.

Le lithoclaste à deux branches est aujourd'hui l'instrument le plus généralement usité dans la pratique de la lithotritie. Sa simplicité remarquable, et la facilité avec laquelle on peut le faire manœuvrer, ont dû lui attirer des partisans. Avec cet instrument, la recherche des calculs offre peu de difficultés ; fermé, il présente une sonde à petite courbure qui permet de parcourir tous les points de la vessie, même derrière la prostate hypertrophiée, ce qui n'est pas aisé avec la pince à trois branches.

En parlant de la fausse sécurité dans laquelle le cathétérisme ordinaire, des explorations mal combinées, ou le peu d'attention apportée aux désordres des fonctions urinaires, peuvent laisser les malades, j'ai fait l'histoire de la plupart des calculeux qui se présentent avec de grosses pierres.

Que les malades et les gens de l'art eux-mêmes apportent plus d'attention aux phénomènes anormaux que présentent les fonctions de la vessie ; que les médecins surtout se familiarisent plus qu'ils ne le font, en général, avec le cathétérisme ; qu'ils songent à la grave responsabilité qui pèse sur eux, en négligeant trop souvent ce précieux moyen de dia-

gnostic de la maladie calculeuse ; que les malades aussi n'hé-
sitent pas à se faire sonder, même plusieurs fois s'il le faut,
afin de lever tous les doutes, dès qu'ils remarqueront le
moindre dérangement dans la libre et facile excrétion de l'u-
rine ; qu'ils ne se persuadent pas trop facilement qu'ils n'ont
pas la pierre, et l'on verra alors diminuer le nombre des cas
défavorables à la lithotritie. Ce procédé, véritable bienfait
pour l'humanité, n'aura plus à lutter contre des accidents et
des complications qui sont la conséquence obligée du long
séjour des calculs dans la vessie. La cystotomie ne sera plus
alors, il faut l'espérer, que la triste et dernière ressource de
quelques cas exceptionnels, inattaquables par la nouvelle méthode. On ne doit pas oublier qu'une pierre, avant d'arriver
au volume d'un œuf et à remplir la capacité de la vessie, est,
dans son origine, moins grosse qu'un pois, et peut dès lors
être détruite dans une très-courte séance.

C'est donc à populariser la lithotritie et les moyens d'exploration qu'elle fournit, que doivent tendre les efforts des
gens de l'art. Le bon sens des malades, et surtout l'instinct si
puissant de leur propre conservation, les trouveront sans
doute disposés à accueillir des avis adressés par la raison à
leur véritable intérêt. La nouvelle méthode peut renvoyer
dès aujourd'hui, aux partisans de la taille et de la chimérique
dissolution des calculs, l'anathème lancé contre elle, il y a
quelques années, par un académicien de mauvaise humeur(1):
« Avant dix ans, on ne regardera plus la cystotomie que
» comme une dernière ressource, dans quelques cas rares où
» les malades auront trop temporisé. » C'est dans ces termes
qu'en 1836, mon honorable maître, je signalais au public
l'avenir et les progrès de votre méthode (2).

(1) Rapport et discussions à l'Académie de médecine sur la taille et la lithotritie, pag. 14. Paris, 1835.

(2) Journal de médecine et de chirurgie pratique, tom. VII, pag. 123.

Mes prévisions se sont réalisées : la lithotritie a franchi l'enceinte de Paris, où elle était alors presque exclusivement pratiquée ; elle a pénétré dans les départements, où plusieurs chirurgiens, la plupart vos élèves, s'efforcent de la répandre, et la font connaître en l'employant. J'ai accepté pour ma part cette mission ; elle était pour moi un devoir de reconnaissance envers vous, qui m'avez servi de guide ; je devais aussi compte à l'humanité de ce que vous m'avez appris.

§ IV. — Des maladies de la vessie et de l'urètre, simulant l'affection calculeuse. — Observations.

Les explorations de la vessie n'ont pas seulement pour objet de signaler la présence des corps étrangers dans ce viscère, elles seules peuvent aussi faire reconnaître diverses affections dont les symptômes ont de l'analogie avec ceux de la maladie calculeuse. Certains états morbides de l'urètre et du col vésical offrent des phénomènes qui ressemblent tellement à ceux de la pierre, que le cathétérisme peut seul lever les doutes à cet égard.

Les signes tirés de la difficulté d'uriner, d'urines sanglantes, troubles, sablonneuses, de douleurs au bout de la verge, après l'émission du liquide, en marchant, en allant à cheval, en voiture, et de quelques autres symptômes décrits dans tous les ouvrages de chirurgie, doivent être pris en grande considération ; mais ils sont insuffisants pour faire affirmer qu'il existe un corps étranger dans la vessie ; ils donnent de fortes présomptions, que le cathétérisme peut seul réaliser en certitude.

Il peut cependant arriver qu'un chirurgien, même exercé, soit induit en erreur par de fausses sensations, et qu'il croie percevoir celle que fournit la collision d'un calcul, tandis que le cathéter n'a rencontré aucun corps de cette nature. Une vessie dont la surface est inégale, racornie, raboteuse, peut donner lieu à ces sensations décevantes, ainsi que je l'ai observé tout récemment à l'hôpital de Parthenay.

Ve OBSERVATION. Un militaire du 11e léger, en garnison dans cette ville, était entré dans le service de chirurgie; il offrait quelques phénomènes qui pouvaient faire soupçonner la présence d'une pierre dans la vessie. Il fut sondé par mon collègue, qui crut avoir rencontré un calcul. Je fus invité à voir ce malade. Je fis une exploration qui fut négative; je reconnus seulement que la vessie était à colonnes. Le bec de la sonde, heurtant contre ses parois raboteuses, transmettait la sensation d'un corps comme cartilagineux. Peu de jours après, je fis de nouvelles recherches avec un instrument de lithotritie; le résultat fut le même. Le malade dont il est question avait eu, quelques mois auparavant, une blennorrhagie qui avait été traitée par des moyens perturbateurs fort actifs. A la suite de ce traitement, le malade avait été pris de difficulté d'uriner, et de douleurs vives dans l'accomplissement de cette fonction; la vessie avait aussi été frappée d'impuissance à se débarrasser totalement du liquide qui s'y accumulait; elle avait même fini par ne pouvoir expulser une seule goutte d'urine. Il fallait alors répéter le cathétérisme, ou placer une sonde à demeure. Les parois de l'urètre avaient perdu leur souplesse ordinaire; elles étaient d'une rigidité remarquable. Des injections d'eau pure dans la vessie, l'introduction et le séjour temporaire de bougies de cire, les sondes à demeure, etc., apportèrent peu de changement dans l'état de ce malade, que j'ai, au reste, perdu de vue. Il avait en outre une hypertrophie assez considérable de la prostate. Le défaut d'expulsion de la vessie tenait sans doute à cette circonstance.

C'est à des dispositions du genre de celles que présentait

la vessie du sujet de l'observation précédente, qu'il faut peut-être attribuer ces cas malheureux dans lesquels on a vu des chirurgiens, jouissant d'une grande célébrité, inciser la vessie pour en extraire des calculs qui n'y existaient pas, et qu'ils avaient cependant cru y reconnaître. Vous savez qu'une pareille méprise est arrivée à Desault lui-même. L'une des célébrités chirurgicales de notre époque a également eu à déplorer un semblable malheur. Les instruments de la litho-tritie mettent à l'abri d'erreurs de ce genre, qui, en défini-tive, ne sauraient jamais avoir d'aussi fâcheuses conséquences; car on ne meurt pas pour une séance de broiement faite sans calcul dans la vessie, ce qui n'est alors qu'une exploration négative; tandis que l'on peut succomber à la suite de la cystotomie pratiquée pour extraire une pierre qui n'existe pas.

J'ai déjà indiqué tout le parti que l'on peut tirer de la pince à trois branches, comme instrument d'exploration dans les cas douteux. Je dois signaler ici, à cette occasion, un fait remarquable, relativement à certains états pathologiques de la vessie et de l'urètre, offrant la plupart des signes rationnels de la pierre. C'est ce que l'on observe notamment dans les cas de spasme, de névralgie du col vésical et de la portion de l'urètre qui l'avoisine. C'est à vous, mon honorable maî-tre, que l'art est encore redevable des observations les plus intéressantes sur ce point important de la pathologie des or-ganes génito-urinaires; c'est vous qui avez fait connaître les moyens les plus avantageux pour combattre ce genre d'affec-tion, qui tourmente parfois si cruellement les malades qu'elle atteint.

Les individus affligés par cet état morbide, lequel peut compliquer la maladie calculeuse, mais qui fort souvent aussi en est indépendant, éprouvent presque constamment une amélioration marquée, par suite du simple cathétérisme ordinaire, de l'introduction d'une bougie, et des explorations de la vessie, nécessitées par le doute dans lequel laisse la nature d'abord équivoque de cette affection. L'introduction d'une pince à trois branches, d'un lithoclaste, quelques recherches avec ces instruments, suffisent pour faire cesser des symptômes qui, jusqu'alors, avaient pu faire présumer l'existence d'une pierre.

VIe Observation. La femme d'un cordonnier de cette ville, âgée de 36 ans, du tempérament bilieux, régulièrement menstruée, me fit appeler chez elle le 2 février 1841. Depuis environ trois mois elle urinait souvent avec difficulté, et l'expulsion des dernières gouttes du liquide était accompagnée et suivie de douleurs très-vives dans le méat urinaire. Le médecin qui lui avait donné des soins jusqu'alors, lui avait prescrit des cataplasmes émollients et des sangsues sur l'hypogastre, des bains de siége, des lavements, des boissons nitrées; la vessie n'avait pas été explorée. Ces moyens fort rationnels, continués avec plus ou moins d'exactitude et de persévérance par la malade, ne produisirent cependant aucune amélioration; les accidents s'aggravèrent; ce fut alors que je fus consulté. Mon premier soin fut d'explorer la vessie et l'urètre. Je m'assurai par le cathétérisme ordinaire que la vessie ne contenait pas de calcul; l'urètre me parut très-irritable. Je prescrivis un bain et une tisane de chiendent.

Le lendemain, la malade se trouvait mieux; elle avait uriné moins souvent, elle avait moins souffert. Je fis une exploration avec un lithoclaste; elle fut négative comme la première. Les jours suivants, je fis des injections fraîches dans la vessie à l'aide d'une grosse sonde élastique. Ces moyens fort simples suffirent pour faire disparaître les accidents qu'éprouvait la malade. Le 13 février, je cessai de lui donner des soins, en l'engageant à introduire elle-même, pendant quelques jours, une bougie de cire; sa guérison ne s'est pas démentie depuis cette époque.

VIIe OBSERVATION. A peu près dans le même temps , le 16 mars 1841, le nommé A..., âgé de 24 ans, domestique à Parthenay, jouissant habituellement d'une bonne santé, et de constitution médiocrement forte, se présenta dans mon cabinet. Il se plaignait de difficultés pour uriner ; il était obligé de se lever plusieurs fois par nuit, afin de satisfaire les fréquents besoins qu'il éprouvait de rendre ses urines , dont le jet était fort mince ; il souffrait aussi après l'expulsion des dernières gouttes ; ses urines étaient très-limpides.

Ce jeune homme était marié depuis peu de temps. Je crus pouvoir attribuer à cette circonstance les accidents nerveux dont il se plaignait ; ils me parurent avoir été occasionnés par quelques excès de coït , dont l'effet s'était traduit par un état d'éréthisme et de spasme de l'urètre. Je combattis cet état par l'introduction journalière et le séjour temporaire de quelques bougies de cire , ainsi que par des bains et des boissons délayantes. Je recommandai de la modération dans les approches conjugales. Après douze jours de ce traitement , les accidents disparurent.

VIIIe OBSERVATION. Un meunier de la commune d'Alonnes, âgé de 57 ans, d'une forte constitution, ancien militaire, vint me consulter le 10 juin 1841. Six semaines auparavant , cet homme s'était livré à quelques excès, et depuis cette époque il avait été pris de vives douleurs pendant et après l'émission des urines , dont le besoin d'expulsion se répétait fréquemment de jour et de nuit. Les douleurs se faisaient principalement sentir sous l'arcade du pubis et à l'extrémité de la verge , en se propageant jusque dans la région lombaire et sous la plante des pieds. Le jet de l'urine était difficile, plus mince qu'à l'ordinaire. Ce malade n'avait jamais eu de maladie vénérienne grave ; étant au service, il avait été traité d'une gonorrhée assez bénigne, que des moyens généraux avaient fait disparaître au bout d'un mois. Depuis ce moment, datant d'une trentaine d'années environ, cet homme ne s'était aperçu d'aucun dérangement dans les fonctions urinaires.

Je pensai néanmoins d'abord que les accidents dont se plaignait ce malade pouvaient tenir à une coarctation organique de l'urètre. J'introduisis dans ce conduit une bougie de cire n° 7, qui parvint facilement jusque dans la vessie, d'où je la retirai sans empreinte, après l'avoir laissée en place pendant environ un quart d'heure. A peine l'eus-je retirée, que le malade urina avec plus de facilité, me dit-il, quoique avec douleur. Je prescrivis quelques bains généraux, des boissons délayantes, abondantes (tisane de chiendent édulcorée avec le sirop d'orgeat), un régime lacté et végétal.

Cet homme revint me voir deux jours après ; il s'était bien trouvé des moyens que je lui avais indiqués ; il urinait moins souvent, plus librement et avec moins de douleurs. Je crus pouvoir attribuer cette amélioration autant au passage de la bougie qu'aux bains et à la tisane dont le malade avait fait usage. Je répétai donc cette introduction avec une bougie n° 9, qui pénétra avec autant de facilité que la précédente.

Cet homme prit un logement à Parthenay, où il resta pendant une dizaine de jours ; j'explorai sa vessie avec une sonde ordinaire, puis avec un lithoclaste, moins pour m'assurer de l'existence d'un calcul, que je ne supposais pas, que pour opérer une perturbation, en disséminant, pour ainsi dire, sur une plus grande surface, l'influence nerveuse concentrée accidentellement sur un seul point.

Ces divers moyens suffirent pour assurer la guérison du malade, qui se rendit chez lui vers la fin de juin. J'eus occasion de le revoir un mois après ; il était dans l'état le plus satisfaisant, et il ne s'était jamais, me dit-il, mieux porté.

On peut expliquer de différentes manières le mode d'action des moyens employés, et qui réussissent dans tous les cas du genre de ceux que je viens de rapporter. Les faits de cette nature ne peuvent être mis en doute; ils se représentent tous les jours dans la pratique. Par une aberration du système nerveux, la sensibilité inégalement répartie, et se trouvant concentrée sur un point, s'étend à tout l'appareil d'organes qu'elle doit animer, par suite de l'excitation instantanée que lui imprime en divers sens une exploration faite avec des instruments dont le contact est plus ou moins douloureux. Au reste, je ne présente pas cette explication comme la meilleure; je la donne telle que je la conçois, et comme pouvant servir à rendre compte des effets d'un traitement qui, au premier aperçu, peut sembler irrationnel. Ce genre de médication trouve cependant de nombreuses applications dans d'autres maladies.

§ V. — *Effets produits sur les organes urinaires par la lithotritie. — Observations.*

Les idées et les faits que je viens d'exposer rendent compte aussi d'une autre particularité constatée par l'expérience : je veux parler de l'amélioration que l'on remarque dans l'état des fonctions de la vessie des malades soumis à la lithotritie, dès les premières séances, et avant que ce viscère soit complétement débarrassé du corps étranger qu'il renferme. Lorsque, pour la première fois, vous exposâtes ces résultats d'une observation attentive et judicieuse, vous trouvâtes quelques incrédules, et des gens prévenus qui aimèrent mieux les nier de prime abord que de se donner la peine de les vérifier par une patiente assiduité-au lit des malades. La vérité a fini cependant par se faire jour, et elle se trouve de nouveau confirmée par les deux observations suivantes :

IXe OBSERVATION. M. Faidy, âgé de 56 ans, propriétaire à St-Maixent, d'une constitution forte, mais détériorée par de longues souffrances, me fit appeler auprès de lui le 28 janvier 1843.

Depuis une quinzaine d'années, il était atteint de difficulté d'uriner, dont la cause pouvait dépendre d'une hypertrophie de la prostate ; à moins d'admettre que, dès cette époque, il fût affecté déjà de la pierre, dont il offrit plus tard des signes rationnels, et que la maladie de la prostate ne fût que secondaire. Quoi qu'il en soit, M. Faidy se plaignit aussi de douleurs rénales ; il rendit à diverses reprises des graviers ; il en avait expulsé plusieurs peu de jours avant ma visite chez lui.

Lorsque je le vis pour la première fois, il urinait tous les quarts d'heure au plus avec des douleurs intolérables ; elles avaient fini par provoquer des idées de suicide. Les urines étaient troubles, d'une fétidité repoussante ; elles déposaient, par le repos, d'abondantes mucosités purulentes. Le malade ne pouvait changer de position sans souffrir à l'extrémité du gland ; il ne pouvait pas se baisser ; il fallait le porter pour le coucher sur son lit ; il avait totalement perdu le sommeil et l'appétit ; il ne pouvait uriner sans aller en même temps à la garde-robe, et il lui semblait alors qu'une masse énorme allait sortir de l'anus.

Cet état de souffrances continuelles durait depuis six ans environ, et s'était aggravé par la fausse sécurité dans laquelle était resté M. Faidy, à qui l'on avait assuré, à tort, qu'il n'avait que la gravelle, parce que, ainsi que je l'ai dit, il en rendait souvent : préjugé trop généralement répandu, même parmi quelques gens de l'art, et qui fait de nombreuses victimes. Il est bien démontré, au contraire (et le fait de M. Faidy lui-même le prouve), que, tout en expulsant spontanément des graviers, on peut en même temps avoir une grosse pierre dans la vessie, sinon plusieurs, ce qui est assez fréquent dans ce cas.

C'est pour faciliter la sortie de la gravelle qu'on avait prescrit à M. Faidy et qu'il avait pris beaucoup de tisanes diurétiques, notamment du bicarbonate de soude, dont il faisait usage depuis longtemps. Ces tisanes étaient restées et devaient demeurer sans effet contre les calculs qu'il avait dans la vessie.

Ce malade n'avait jamais été sondé. Une exploration de ce genre pouvait seule cependant fournir quelques lumières sur la véritable cause de ses longues et cruelles souffrances. Une tentative de cathétérisme avait seulement été faite, mais sans succès, la veille de mon arrivée auprès de lui ; la sonde n'avait pu pénétrer jusque dans la vessie, malgré quelques efforts pour y parvenir.

En voyant M. Faidy accablé sous le poids de souffrances dont ceux qui sont habitués à les observer peuvent seuls se faire une juste idée ; en voyant les traits de sa figure profondément altérés et crispés par la douleur, j'hésitai d'abord à porter une sonde dans des organes qui me semblaient être le siége de graves désordres, et qui pouvaient devenir aussitôt le point de départ d'une réaction générale redoutable. J'étais retenu aussi par la crainte de rencontrer dans l'urètre, et surtout dans la région prostatique, des obstacles sérieux dont on m'avait parlé. Il était cependant nécessaire de s'assurer de ce qui existait dans la vessie. En pratiquant le cathétérisme ordinaire avec toute la lenteur possible, je parcourus l'urètre sans difficulté : ce conduit était parfaitement libre, et me parut beaucoup moins irritable que je ne l'avais supposé d'abord. Je parvins ainsi dans la vessie en abaissant doucement le pavillon de la sonde, et en le portant un peu sur la droite ; car je m'aperçus que le bec de l'instrument, presque laissé à lui-même, suivait la direction du canal vers la gauche. Je constatai ainsi une hypertrophie de la prostate, affectant surtout le lobe droit de cette glande, et occasionnant une déviation de l'urètre de bas en haut et de droite à gauche. Je m'assurai, en outre, que la vessie contenait plusieurs pierres ; et mon confrère, M. le docteur O..., présent à cette exploration, put acquérir la même certitude.

M. Faidy m'ayant paru avoir peu souffert pendant cette première opération, je pensai que la lithotritie pouvait lui être applicable ; il était au moins sage de tenter l'emploi de ce procédé, sauf à y renoncer si une première séance n'avait pas tout le succès désirable.

Le malade se rendit à Parthenay le 31 janvier ; il éprouva beaucoup de fatigue de ce voyage, fait cependant en voiture et avec toutes les précautions que j'avais indiquées.

Après trois jours de repos et l'emploi de quelques moyens préparatoires usités en pareil cas, je fis, le 4 février, une première séance de lithotritie. A peine le brise-pierre fut-il introduit dans la vessie, que je pus constater de nouveau la présence de plusieurs calculs. J'en saisis aussitôt un d'environ deux centimètres de diamètre, qui céda à la pression ; un second calcul beaucoup plus gros (cinq centimètres de diamètre) fut également écrasé à l'aide du pignon introduit dans l'engrenage de l'instrument ; j'en repris des fragments ou peut-être de nouvelles pierres que je brisai. Tout cela fut promptement fait et dura à peine cinq minutes. Je jugeai prudent de ne pas prolonger davantage cette opération, malgré les souffrances fort ordinaires que témoigna le malade ; mais il faut savoir se défier de cette insensibilité apparente des organes urinaires qui ont longtemps souffert de la pierre.

Aucune espèce d'accident ne suivit cette première séance, après laquelle le malade fut soumis aux précautions et au régime d'usage ; il rendit des détritus le jour même et les suivants. Néanmoins, la vessie ne se vidant que difficilement, je jugeai convenable d'en évacuer l'urine et d'y faire des injections deux ou trois fois par jour. Le liquide entraînait chaque fois dans la sonde beaucoup de débris calculeux.

Le traitement fut ainsi continué sans interruption les jours suivants ; neuf séances eurent lieu du 7 février au 3 mars. Je fus alors obligé de les suspendre pendant quelques

jours, par suite d'une imprudence commise par le malade.
Étant sorti par un temps froid et pluvieux, il fut pris, en
rentrant chez lui, de fièvre avec tremblement, dont les accès
se répétèrent tous les soirs, pendant quelques jours, en se
prolongeant dans la nuit, et se terminant par de la sueur,
comme dans les fièvres intermittentes ordinaires. Quelques
doses de sulfate de quinine eurent raison de ces accès.

Lors de cet accident, M. Faidy se trouvait déjà beaucoup
mieux depuis une huitaine de jours ; les opérations étaient
moins douloureuses ; le sommeil et l'appétit étaient revenus ;
les besoins d'uriner étaient beaucoup moins rapprochés ; l'é-
mission de l'urine était peu douloureuse ; le malade pouvait
aller et venir ; en un mot, tout se passait au gré de nos désirs
et faisait espérer une guérison prochaine.

Le traitement fut repris le 13 mars, et continué sans interruption jusqu'au 23, par trois nouvelles séances, qui furent
nécessaires pour achever la destruction et la sortie des calculs,
dont la totalité des débris pesait vingt grammes.

Le 28 mars et le 1ᵉʳ avril, je fis deux explorations négatives. M. Faidy partit guéri pour son pays, le 4 avril. Les
fonctions de la vessie avaient fini par se régulariser. J'avais
néanmoins appris au malade à se sonder et à faire de temps à
autre quelques injections, jusqu'à nouvel ordre. Sa guérison
ne s'est pas démentie : je reçois fréquemment des nouvelles
de M. Faidy ; il m'écrivait naguère qu'il n'avait jamais été
mieux portant ni plus ingambe. (J'écris le 21 novembre
1843.)

Xᶜ Observation. M. Girault, âgé de 66 ans, d'une constitution des plus robustes et d'une corpulence apoplectique,
ancien officier de gendarmerie, aujourd'hui percepteur des
contributions de la commune de Sèvres, avait toujours joui
d'une parfaite santé, que n'avaient point altérée les fatigues
des guerres de la république et de l'empire. Il y a environ
six ans, il commença à ressentir des douleurs en urinant ; il

avait cependant auparavant souffert parfois dans la région rénale ; il s'était aperçu plus tard qu'il urinait du sang lorsqu'il se livrait à une marche prolongée, ou quand il voyageait en voiture ; il rendait aussi de temps à autre des graviers en assez grande quantité.

M. Girault se borna d'abord à des tisanes insignifiantes ; plus tard il se mit à l'usage longtemps continué de bicarbonate de soude. Cependant son mal s'aggravait de jour en jour ; les besoins d'uriner étaient plus rapprochés, et provoquaient, chaque fois qu'il les satisfaisait, les plus vives souffrances ; le moindre mouvement occasionnait des douleurs au bout du gland ; les urines déposaient des mucosités purulentes ; souvent elles étaient bourbeuses, très-fétides ; leur émission exigeait de grands efforts, et sollicitait en même temps l'éjection des matières fécales. M. Girault n'avait jamais été sondé.

Tel est l'état dans lequel se trouvait ce malade, lorsqu'il vint me consulter, le 15 mai 1843. Le cathétérisme ordinaire me fit reconnaître plusieurs pierres dans la vessie ; je constatai en même temps un rétrécissement à la courbure de l'urètre, et une hypertrophie considérable de la prostate, avec allongement et déviation du canal de droite à gauche ; cette déviation et cet allongement étaient tels, qu'une sonde ordinaire, ayant près de 29 centimètres de longueur, pénétra jusqu'au pavillon, en l'abaissant beaucoup, avant de parvenir dans la vessie et d'y rencontrer le liquide et les pierres que contenait cet organe, lequel me parut fort irritable, ainsi que l'urètre lui-même.

J'avais affaire à un malade qui, malgré le courage non équivoque dont il avait fait preuve sur plus d'un champ de bataille, redoutait plus une opération qu'un coup de sabre, comme il le disait lui-même. Malgré cette disposition méticuleuse, M. Girault me parut dans des conditions générales qui permettaient au moins d'essayer l'emploi de la nouvelle méthode, ce qui était conforme au reste au désir du malade.

Je m'occupai d'abord du rétrécissement de l'urètre, que je dilatai progressivement par l'introduction journalière et le séjour temporaire de quelques bougies de cire. Cette dilatation s'effectua avec assez de facilité et de promptitude; elle eut pour effet de permettre, dès le cinquième jour du traitement, la sortie spontanée d'une vingtaine de petites pierres irrégulières, ressemblant à des débris de lithotritie.

Le 28 mai, je fis une première séance de broiement; je saisis et écrasai plusieurs calculs de volume variable. Le malade n'éprouva aucun accident; il rendit une assez grande quantité de détritus ce jour-là et les suivants.

Du 31 mai au 6 juin, je fis trois autres séances, qui furent tout aussi heureuses que la première; le courage du malade augmentait en raison des résultats du traitement et des bons effets qu'il en avait déjà obtenus. Il souffrait moins pendant les opérations, et il pouvait prendre un peu d'exercice au dehors. Ayant, à cette occasion, négligé de porter un suspensoir, dont je lui avais recommandé expressément l'usage, ainsi que je le prescris à tous les malades soumis à l'introduction d'instruments dans les voies urinaires, M. Girault fut pris d'une orchite gauche, à la suite d'une promenade assez longue qu'il fit deux jours après la dernière séance. Cet accident fut combattu par les moyens antiphlogistiques ordinaires, ainsi que par le repos au lit, les bourses couvertes d'un cataplasme émollient, et maintenues rapprochées du ventre.

Malgré toutes ces précautions, la résolution fut lente. Je ne pus reprendre le traitement de la maladie principale que le 26 juin. Il avait aussi été retardé par quelques symptômes inquiétants de congestion cérébrale, qu'il m'avait fallu combattre. Néanmoins, à partir de cette époque, la marche de la guérison ne fut entravée par aucun accident nouveau, et celle-là fit chaque jour des progrès de plus en plus sensibles. Huit séances furent néanmoins encore nécessaires, afin d'obtenir la complète destruction et la sortie de la grande quantité de calculs contenus dans la vessie. Je fis ces diverses opérations depuis le 26 juin jusqu'au 17 juillet.

Le 20 et le 22, deux explorations négatives me permirent d'annoncer au malade sa guérison définitive, et il put partir pour son pays le 24.

Les débris des pierres pesaient 45 grammes, et paraissaient formés de substances très-variées.

La grande quantité de matière lithique amoncelée dans la vessie de M. Girault n'a exigé que douze séances pour l'en délivrer. Chacune d'elles n'a pas duré plus de cinq minutes ; car, ainsi que vous, mon honorable maître, je préfère multiplier les opérations plutôt que de les prolonger ; et c'est, en réalité, le meilleur moyen d'abréger le traitement. En agissant ainsi, on évite d'abord au malade des douleurs toujours plus vives, lorsque la vessie et l'urètre sont pendant longtemps soumis au contact des instruments ; et puis on le met ainsi à l'abri d'accidents formidables qui peuvent se déclarer à la suite de séances trop longues. Ces accidents entravent alors le traitement, si même le malade n'y succombe pas, ainsi qu'on l'a vu dans certains hôpitaux de la capitale, où l'on avait fait, il y a quelques années, des séances d'une demi-heure, et même de trois quarts d'heure.

L'engorgement inflammatoire du testicule, que M. Girault a dû à son imprudence, est un accident assez commun et que l'on n'évite pas toujours, malgré toutes les précautions prises pour l'éloigner. Il est néanmoins peu grave en lui-même ; il n'a d'autre inconvénient que de faire ajourner le traitement de la maladie principale, sans exercer sur celle-ci aucune influence fâcheuse, ainsi que nous avons eu de fréquentes occasions de l'observer ensemble.

J'ai revu M. Girault le 20 octobre dernier ; sa guérison ne

s'était pas démentie : il était bien portant, et se félicitait d'être délivré de ses souffrances. (J'écris le 21 novembre 1843.)

§ VI. — *De l'état de la vessie chez les calculeux.*

Je ne terminerai pas, mon honorable maître, les considérations pratiques qui font l'objet de cet écrit, sans signaler à l'attention de ceux qui voudront bien le lire, un état de la vessie qui complique fort souvent, mais à un degré plus ou moins intense, la maladie calculeuse. L'inertie du réservoir de l'urine (car c'est de cette disposition morbide que je veux parler) contribue beaucoup à laisser les malades et les praticiens eux-mêmes dans une fallacieuse sécurité. Cet état pathologique, et le catarrhe qui l'accompagne presque toujours, dépendent de l'inflammation chronique dont la vessie est le siége. Dans les cas de ce genre, l'urine s'y accumule ; elle en distend les parois impuissantes à se contracter, pour chasser la totalité du liquide, dont le trop-plein seul est expulsé, ou bien s'échappe involontairement. La vessie, dont les parois musculeuses ont perdu leur ressort ou leur contractilité, de même que tous les muscles atteints d'inflammation perdent la leur, ainsi qu'on le remarque dans le rhumatisme, par exemple, qui paralyse l'action des muscles qu'il envahit, la vessie finit par acquérir une capacité plus grande ; ses parois distendues ont par ce fait moins d'épaisseur. Les calculeux qui présentent cette disposition pathologiqne de la vessie souffrent en général beaucoup moins que les autres. Cet organe, ne se vidant qu'incomplétement, ou même ne se vidant pas du tout, ne vient pas s'appliquer sur la pierre chaque fois que le malade finit d'uriner ; ses parois ne compriment pas le corps étranger sur l'orifice interne de l'urètre par des efforts répétés d'expulsion, qui occasionnent, dans le cas contraire, ces douleurs vives, rapportées par les malades à l'extrémité de la verge. La plupart des signes rationnels de a pierre peuvent ainsi être masqués par l'état morbide que je viens d'indiquer. Le cathétérisme peut, il est vrai, lever tous les doutes; mais les explorations, dans ce cas, réclament les plus grands ménagements, et l'on ne saurait apporter trop de précautions dans l'emploi de la lithotritie, si même on la juge applicable.

Cet état d'insensibilité apparente de la vessie, et son ampleur considérable, peuvent faire croire à des praticiens peu expérimentés en pareille matière, au succès de l'opération ; mais des accidents formidables peuvent en être la suite. La moindre irritation communiquée à la vessie par le contact des instruments lithotriteurs, par une sonde, par l'introduction d'une simple bougie, suffit pour réveiller tout à coup sa sensibilité assoupie, et pour faire passer à l'état le plus aigu la phlegmasie chronique et latente dont ce viscère est le siége. Cette disposition morbide, grave sous tous les rapports, s'observe principalement chez les vieillards, et surtout encore chez ceux qui souffrent de la pierre depuis longtemps.

Les cas de ce genre n'ont cependant pas tous le même degré de gravité. Il faut une grande expérience pour les préciser, et se tenir en garde contre toute vessie qui ne se vide pas spontanément après chaque opération de lithotritie. Une rétention d'urine, à laquelle on ne se hâterait pas de remédier dans une semblable occurrence, pourrait avoir les plus fâcheuses conséquences. On doit donc, ainsi que je vous l'ai toujours vu faire, ne jamais laisser le malade que l'on vient d'opérer, sans s'être assuré de l'évacuation de la vessie ; si elle tarde à accomplir cette fonction, il convient d'y suppléer par le cathétérisme.

D'autres fois la vessie se trouve dans des conditions opposées à celles que je viens de rapporter. Ses contractions sont tellement fortes, qu'elle ne peut retenir que très-peu d'urine ; elle s'oppose à la réception de l'eau qu'on y injecte ; ses parois sont constamment en contact avec la pierre qu'elles pressent de toutes parts. Ce raccornissement, cette espèce d'hypertrophie de la vessie avec diminution de sa capacité, est une circonstance fâcheuse. Si elle ne contre-indique pas absolument l'application de votre méthode, surtout lorsque le calcul a peu de volume, elle en rend néanmoins l'emploi plus difficile ; elle peut même être impossible, si la pierre est grosse. M. Baillargeau, de Thouars, que vous avez opéré par le procédé de la cystotomie sus-pubienne, au mois d'août 1841, et qui m'avait consulté deux mois auparavant, se trouvait dans le cas que je viens de signaler.

Les deux états différents que peut présenter la vessie des calculeux, et sur lesquels j'ai cru devoir m'arrêter, doivent donc être pris en grande considération, tant sous le rapport du diagnostic que sous celui du traitement.

§ VII. — *Conclusion.* — *Nécessité pour les calculeux de se soumettre au cathétérisme.* — *Dispositions favorables à l'emploi de la lithotritie.* — *Observations.*

J'ai beaucoup insisté dans cette lettre, mon honorable maître, sur les soins et l'attention que réclament les explorations de la vessie, dès que le moindre trouble se manifeste dans les fonctions de ce viscère. J'ai été conduit à m'appesantir sur ce point important, en raison des nombreux exemples de négligence qui sont passés sous mes yeux, depuis que je me livre à l'étude et au traitement des maladies des organes génito-urinaires. J'ai rapporté quelques faits de ce genre; j'en possède beaucoup d'autres. De ces explorations dépendent les déterminations et le salut des malheureux calculeux, qui n'hésiteront pas à se soumettre à l'application de votre inoffensif procédé, lorsqu'ils auront l'assurance d'avoir une pierre dont ils peuvent être débarrassés sans danger, et d'autant plus promptement qu'elle sera moins

grosse. Une seule séance suffit parfois pour produire ce résultat. Je rapporterai tout à l'heure deux observations de
malades qui ont été complétement guéris en moins de quinze
jours, l'un après trois, et l'autre après quatre séances de lithotritie.

Il est un point sur lequel il convient surtout d'éclairer le
public : c'est qu'un calcul, une fois renfermé dans la vessie,
augmente chaque jour de volume, et qu'il n'existe point de
remède connu pour arrêter cet accroissement progressif et
non interrompu. Il n'en existe pas davantage pour dissoudre
ce corps étranger : il ne peut sortir de la vessie qu'en fragments et par les voies naturelles, à travers lesquelles pénètre
sans incision un instrument qui le saisit et le brise ; c'est le
procédé que vous avez imaginé : ou bien on extrait la pierre
par une trouée périlleuse faite à la vessie, soit au-dessous,
soit au-dessus du pubis ; c'est la taille avec tous ses dangers.

La présence prolongée d'une pierre dans la vessie devient
donc une cause permanente de désordres graves, de douleurs
atroces, de troubles consécutifs dans toutes les fonctions de
l'économie. Ces accidents divers peuvent être portés au point
de rendre impraticable toute espèce d'opération et la taille
elle-même.

Les deux observations qui suivent offrent des malades qui
se sont présentés dans des conditions tout à fait différentes
de celle que je viens de signaler, et dont la guérison a été
aussi prompte que le traitement a été facile.

XIe OBSERVATION. Sibileau, âgé de 33 ans, d'une assez
forte et bonne constitution, cantonnier sur la route straté-
gique de Parthenay à Secondigny, demeurant à Azay-sur-
Thouet, vint me consulter le 27 janvier 1841. Depuis trois
ans environ, cet homme souffrait, surtout après avoir uriné ;
il souffrait aussi en marchant, en se livrant à ses travaux
habituels ; il lui arrivait souvent alors d'uriner du sang :
l'extrémité de la verge était le siége principal des douleurs,

dans les circonstances que je viens de rapporter. Depuis quelque temps, les urines déposaient parfois des mucosités; le plus souvent elles étaient limpides.

Ces divers phénomènes s'étaient montrés successivement avec peu d'intensité d'abord; mais ils avaient fini par s'aggraver au point d'obliger le malade à suspendre tout à fait ses travaux journaliers, qu'il avait déjà abandonnés et repris plusieurs fois.

Ces accidents étaient de nature à éveiller l'attention et la sollicitude de Sibileau; ils signalaient déjà la présence d'un corps étranger dans la vessie. Mais, ainsi qu'il arrive souvent, cet homme, avant de consulter un médecin, s'était adressé à un pharmacien, qui lui avait fait prendre, pendant près de deux ans, des boissons diurétiques de toutes sortes, notamment des tisanes nitrées.

Ce malade n'avait jamais eu de douleurs dans les reins; il n'avait non plus jamais expulsé de graviers, il ne s'en était pas du moins aperçu. Il avait été militaire, et il avait fait les campagnes de l'Algérie; il était rentré en France sans avoir jamais eu d'autre maladie qu'une fièvre intermittente, contractée et guérie en Afrique.

Sibileau n'avait pas été sondé; je m'assurai par le cathétérisme ordinaire que la vessie contenait un calcul qui me sembla de médiocre grosseur. Le malade, au reste, me parut dans des conditions des plus favorables à l'application de la lithotritie; je n'hésitai pas à adopter ce procédé pour le délivrer de sa pierre. Les organes urinaires, notamment la vessie, étaient dans des conditions satisfaisantes; ils étaient peu irritables.

Dès le lendemain 28 janvier, et sans autres préparations que le repos et un bain que j'avais prescrits la veille avec des boissons délayantes, je fis une première opération. La pierre fut prise sur un diamètre de quatre centimètres cinquante millimètres; elle avait peu de cohésion; elle céda avec la plus grande facilité à la pression des mors de l'instrument. Le malade rendit, le même jour et les suivants, beaucoup de débris de phosphate calcaire.

Du 5 au 9 février, je fis trois autres séances d'environ cinq minutes chacune ; elles suffirent pour achever le traitement et assurer la guérison.

Deux explorations définitives eurent lieu le 12 et le 15, et Sibileau partit le 16 pour sa résidence, où il reprit aussitôt ses travaux habituels. Les débris de sa pierre pesaient dix grammes.

Pendant toute la durée du traitement, qui fut d'environ quinze jours, cet homme n'a pas eu le plus léger accès de fièvre ; il n'a gardé la chambre, par précaution, que les jours d'opération. L'arrêt d'un fragment dans la partie spongieuse de l'urètre, après la seconde séance, occasionna une rétention d'urine momentanée : c'est le seul accident qu'ait éprouvé Sibileau ; il n'eut du reste aucune suite fâcheuse. J'arrivai chez le malade peu de temps après : le corps étranger, ébranlé à l'aide d'un petit crochet mousse, fut aussitôt expulsé avec force par un jet d'urine.

J'ai revu ce malade plusieurs fois, sur la route de Secondigny, depuis sa guérison. Celle-ci ne s'est pas démentie; Sibileau ne s'est jamais mieux porté. Il y a bientôt trois ans que je l'ai opéré. (J'écris le 22 novembre 1843.)

XIIe OBSERVATION. Journée, âgé de 43 ans, d'une forte constitution, chaufournier, habitant la commune d'Oroux, se présenta dans mon cabinet le 25 juillet 1842. Depuis deux ans environ, il éprouvait des difficultés et de la douleur pour uriner, principalement après l'émission des dernières gouttes d'urine; il urinait souvent. Il souffrait aussi au bout du gland lorsqu'il marchait sur un terrain inégal, quand il faisait un faux pas, lorsqu'il allait à cheval ou en charrette, etc. Il lui arrivait souvent aussi d'uriner du sang, surtout à la suite de travaux fatigants, ou après une longue marche

Ces divers accidents avaient acquis insensiblement plus d'intensité : les urines, habituellement limpides, avaient fini par se troubler et par déposer quelquefois des mucosités, peu abondantes cependant. Du reste, l'état général du malade était assez satisfaisant; les fonctions digestives n'offraient aucun dérangement notable. Journée n'avait pas cessé de vaquer aux occupations de sa pénible profession ; mais les souffrances, qu'elles aggravaient constamment, l'avaient averti de prendre conseil des gens de l'art. Il n'avait jamais rendu de graviers, ni ressenti de douleurs rénales.

Les symptômes que je viens de relater indiquaient la présence d'un corps étranger dans la vessie; le cathétérisme ordinaire confirma cette présomption. Je m'assurai que ce viscère renfermait un calcul qui me parut de fort médiocre volume. Le malade étant dans des conditions avantageuses, je l'opérai par la lithotritie.

Il vint s'établir à Parthenay pendant quelque temps. Après deux jours de repos et quelques préparations d'usage, je fis le 11 août une première opération. La pierre fut saisie et brisée sur un diamètre de quatre centimètres environ. J'en repris les fragments, que j'écrasai.

Le 15 et le 18 août, je fis deux autres séances, qui suffirent pour la guérison; je la constatai par deux explorations négatives et définitives, le 21 et le 26. Le malade se rendit chez lui le lendemain.

La pierre était formée d'acide urique presque pur; ses débris pesaient 12 grammes.

Pendant toute la durée de ce court traitement, le sujet de cette observation n'est pas resté un seul jour sans aller se promener aux environs de sa demeure; il n'a éprouvé d'autre accident que le séjour temporaire de quelques fragments dans l'urètre; je les ai repoussés dans la vessie en y injectant de l'eau à l'aide d'une grosse sonde élastique, lorsqu'ils n'étaient pas engagés trop avant; ou bien je les ai extraits sans difficulté avec un crochet mousse, lorsqu'ils étaient arrêtés dans la portion spongieuse du canal. Un accès de fièvre s'est aussi manifesté après la seconde opération, mais il n'a pas eu de suite.

La vessie de ce malade était douée d'une grande énergie d'expulsion. Cette circonstance peut expliquer la facilité avec laquelle des fragments assez gros s'engageaient et s'arrêtaient dans l'urètre, qui pourtant était libre de toute coarctation. J'ai souvent eu occasion de remarquer que les malades offrant des dispositions contraires, c'est-à-dire dont la vessie est paresseuse et se débarrasse incomplétement de l'urine qu'elle contient, sont bien moins exposés à l'accident qu'a subi Journée. Il n'y a guère, en effet, dans ce cas, que de petits fragments qui sont expulsés. Mais pour ces derniers malades, le traitement se prolonge davantage; il faut multiplier les séances, afin de réduire les débris à un volume qui leur permette de sortir, pour ainsi dire, d'eux-mêmes, en suivant le jet d'urine qui les entraîne. Souvent on est obligé, dans les cas de ce genre, de faire de fréquentes injections avec une grosse sonde évacuatrice; la sortie du liquide injecté entraîne toujours alors quelques détritus. Je me trouve bien de l'emploi de cette précaution; j'en ai fait usage avec beaucoup d'avantages, notamment chez M. Faidy, dont j'ai rapporté précédemment l'histoire.

Je n'ai pas perdu Journée de vue depuis sa guérison; j'ai eu occasion de le voir il y a peu de temps; il n'a jamais joui d'une plus parfaite santé; il n'éprouve aucun dérangement dans ses fonctions urinaires. (J'écris le 14 novembre 1843.)

§ VIII. — *Aperçu statistique sur l'affection calculeuse dans le département des Deux-Sèvres.*

Je terminerai cet écrit par un aperçu statistique des calculeux que j'ai eu occasion d'observer dans ma contrée.

Vous dites, mon honorable maître, dans votre excellent Traité de l'affection calculeuse, publié en 1838 (1) : « La » pierre est fort rare dans le département des Deux-Sèvres ; » c'est ce qui résulte des documents que m'a transmis la » Société médicale de Niort. » Cette assertion doit, je pense, être modifiée.

Depuis que je suis de retour à Parthenay, plusieurs cas d'affection calculeuse se sont offerts à mon observation directe, et j'ai entendu parler de quelques autres malades qui sont atteints de dérangements plus ou moins graves des fonctions urinaires. Je ne parlerai ici que des premiers.

Dans une période de moins de quatre ans, dix-sept individus de différents âges, entre 37 et 78 ans, ont réclamé mes soins, étant affectés de la maladie calculeuse. Dans ce nombre, douze avaient une ou plusieurs pierres dans la vessie ; quatre autres avaient seulement la gravelle ; le cinquième était un enfant d'un an, ayant un phymosis congénial, à ouverture préputiale très-étroite. Celte disposition avait déterminé la formation de trois calculs de phosphate de chaux entre le gland et le prépuce. Une petite opération a suffi pour permettre la sortie des calculs.

L'écoulement des matières purulentes fournies par le gland et le prépuce qu'irritait la présence de ces petites pierres, la difficulté d'uriner qu'éprouvait l'enfant, et ses cris continuels, avaient donné lieu à une erreur de diagnostic pouvant avoir de graves conséquences pour l'enfant et pour la mère elle-même qui l'allaitait. Un praticien avait prononcé que le petit malade était atteint d'un écoulement syphilitique, et il avait en conséquence prescrit un traitement mercuriel.

La jeune femme et son mari, à l'abri l'un et l'autre de tout reproche d'inconduite, se trouvèrent fort offensés d'un diagnostic porté avec autant de légèreté. Ce fut alors que je

(1) Pag. 590.

fus consulté et que je pus connaître la véritable cause de l'écoulement prétendu syphilitique, lequel fut promptement guéri, comme on le pense bien.

Les douze calculeux, ayant une ou plusieurs pierres dans la vessie, avaient pour la plupart rendu des graviers. Parmi les quatre graveleux, il se trouve deux femmes, dont une est issue d'un père mort de la pierre.

Tous ces malades habitaient différents points du département des Deux-Sèvres. Au reste, vous concevez, mon honorable maître, que, pour le moment, je ne puis présenter qu'un aperçu statistique laissant beaucoup à désirer, vu le petit nombre de faits sur lesquels il s'appuie. Néanmoins on peut, je crois, dès à présent, être autorisé à penser que la maladie calculeuse est beaucoup plus commune dans le département des Deux-Sèvres que vous ne l'aviez cru d'abord, et que je ne le croyais moi-même, puisque, exerçant la médecine dans une très-petite localité, j'ai pu cependant, dans un assez court espace de temps, observer un nombre considérable de calculeux, eu égard à la population de ce département. Il est plus que probable que d'autres encore y ont reçu les soins de mes confrères; mais je n'ai toutefois sur ce point aucuns renseignements suffisants. Je pourrai plus tard vous faire connaître le résultat de mes recherches sur ce sujet.

FIN.

TABLE

DES MATIÈRES.